Friggitrice ad Aria (Guida facili)

Facili e Veloci Ricette A Buon Mercato Per Prendersi Cura Della Propria Salute e Godetevi Cibi Fritti

Franco Zito

Sommario

RICETTE PER LA COLAZIONE

1. Porridge di semi di canapa

Tempo di preparazione: 10 minuti

Tempo di cottura: 15 minuti

Porzioni: 3

INGREDIENTI:

- 2 cucchiai di semi di lino
- 4 cucchiai di semi di canapa
- 1 cucchiaio di burro
- ¼ cucchiaino di sale
- 1 cucchiaino di stevia
- 7 cucchiai di latte di mandorle
- ½ cucchiaino di zenzero macinato

INDICAZIONI:

1. Mettere i semi di lino e di canapa nel cestello della friggitrice ad aria.
2. Cospargere i semi con il sale e lo zenzero macinato.
3. Unire insieme il latte di mandorle e la stevia. Mescolare il liquido e versarlo nella miscela di semi.
4. Dopodiché, aggiungere il burro.
5. Preriscaldare la friggitrice ad aria a 200°C e cuocere il porridge di semi di canapa per 15 minuti.
6. Mescolare accuratamente dopo 10 minuti di cottura.

7. Quando il tempo è scaduto, rimuovere il porridge di orlo dal vassoio del cestello della friggitrice ad aria e lasciarlo raffreddare per 3 minuti.

8. Trasferire la polenta ai semi di canapa nelle ciotole da portata.

NUTRIZIONE: Calorie 196 - Grassi 18,2 - Fibre 2,4 - Carboidrati 4.2 - Proteine 5.1

2. Uova strapazzate con bacon

Tempo di preparazione: 10 minuti

Tempo di cottura: 10 minuti

Porzioni: 4

INGREDIENTI:

- 170g bacon
- 4 uova
- 5 cucchiai di panna
- 1 cucchiaio di burro
- 1 cucchiaino di paprica
- ½ cucchiaino di noce moscata
- 1 cucchiaino di sale
- 1 cucchiaino di pepe nero macinato

INDICAZIONI:

1. Tritare la pancetta a pezzetti e cospargerla di sale.
2. Mescolare delicatamente la pancetta e metterla nel cestello della friggitrice ad aria.
3. Cuocere la pancetta tritata nella friggitrice preriscaldata a 200°C per 5 minuti.
4. Nel frattempo sbattere le uova nella ciotola con la frusta a mano.
5. Cospargere il composto di uova sbattute con la paprica, la noce moscata e il pepe nero macinato.
6. Sbattere di nuovo delicatamente il composto di uova.
7. Quando il tempo è scaduto, mettere il burro sulla pancetta tritata e versare il composto di uova.
8. Aggiungere la panna e cuocere per 2 minuti.

9. Fatto questo, mescolare il composto con l'aiuto della spatola fino a ottenere le uova strapazzate e far cuocere la pirofila per altri 3 minuti.

10. Quindi trasferire le uova strapazzate al bacon cotte nei piatti da portata.

NUTRIZIONE: Calorie 387 - Grassi 32,1 - Fibre 0,4 - Carboidrati 2,3 - Proteine 21,9

3. Soufflé al parmigiano con verdure

Tempo di preparazione: 10 minuti

Tempo di cottura: 8 minuti

Porzioni: 4

INGREDIENTI:

- 140g formaggio parmigiano sminuzzato
- 3 uova
- 4 cucchiai di panna
- 1 cucchiaio di erba cipollina
- 1 cucchiaio di aneto
- 1 cucchiaino di prezzemolo
- ½ cucchiaino di timo macinato

INDICAZIONI:

1. Rompere le uova nella ciotola e sbatterle con cura.
2. Dopodiché, aggiungere la panna e sbattere per altri 10 secondi.
3. Quindi aggiungere l'erba cipollina, l'aneto, il prezzemolo e il timo macinato.
4. Cospargere il composto di uova con il formaggio grattugiato e mescolare.
5. Trasferire il composto di uova in 4 stampini e mettere gli stampini nel cestello della friggitrice ad aria.
6. Preriscaldare la friggitrice ad aria a 200°C e cuocere il soufflé per 8 minuti.
7. Quando il tempo è scaduto e il soufflé è cotto, farlo raffreddare bene.
8. Buon divertimento!

NUTRIZIONE: Calorie 244 - Grassi 20,6 - Fibre 0,2 - Carboidrati 1,7 Proteine 13,5

4. Porridge di farina di lino

Tempo di preparazione: 5 minuti

Tempo di cottura: 8 minuti

Porzioni: 7

INGREDIENTI:

- 2 cucchiai di semi di sesamo
- 4 cucchiai di semi di chia
- 1 tazza di latte di mandorle
- 3 cucchiai di farina di lino
- 1 cucchiaino di stevia
- 1 cucchiaio di burro
- ½ cucchiaino di estratto di vaniglia

INDICAZIONI:

1. Preriscaldare la friggitrice ad aria a 200°C.
2. Mettere i semi di sesamo, i semi di chia, il latte di mandorle, la farina di lino, la stevia e il burro nel cestello della friggitrice ad aria.
3. Aggiungere l'estratto di vaniglia e cuocere la dose di porridge per 8 minuti.
4. Quando il tempo è scaduto, mescolare accuratamente il porridge e lasciarlo riposare per 5 minuti.
5. Trasferire quindi la farina nelle ciotole o negli stampini.

NUTRIZIONE: Calorie 198 - Grassi 21,7 - Fibre 6,4 - Carboidrati 8,3 - Proteine 4,8

5. Panino al pomodoro e formaggio

Tempo di preparazione: 8-10 min.

Tempo di cottura: 6 min.

Porzioni: 2

INGREDIENTI:

- 8 fette di pomodoro
- 4 fette di pane
- 2 fette di formaggio svizzero
- Pepe nero e sale q.b.
- 4 cucchiaini di margarina

INDICAZIONI:

1. Posizionare la friggitrice ad aria su una superficie piana della cucina; collegarlo e accenderlo. Impostare la temperatura a 200°C e lasciarlo preriscaldare per 4-5 minuti.
2. Estrarre il cestello per friggere ad aria e rivestirlo delicatamente con olio da cucina o spray.
3. Aggiungere 1 fetta di formaggio su 1 fetta di pane nel cestello.
4. In cima, aggiungere 2 fette di pomodoro e cospargere di sale e pepe. Completare con un'altra fetta di pane.
5. Spingere il cestello per friggere ad aria nella friggitrice ad aria. Lasciar cuocere il panino aggiunto per i prossimi 5 minuti.
6. Estrarre il cestello; distribuire 2 cucchiaini di margarina su entrambi i lati di ogni panino. Cuocere per circa 1 minuto in più.

7. Servire caldo!

NUTRIZIONE: Calorie 369 - Grassi 16 g - Carboidrati 37 g - Fibre 5 g - Proteine 14 g

6. Dolcetto mattutino al tofu

Tempo di preparazione: 5 min.

Tempo di cottura: 10 min

Porzioni: 2

INGREDIENTI:

- ½ cucchiaino di olio di sesamo
- ½ cucchiaino di olio d'oliva
- 230g di tofu di seta pressato e fatto a fette
- 3 uova
- 2 cucchiaini di salsa di pesce
- Pepe nero q.b.
- 1 cucchiaino di farina di mais
- 2 cucchiaini d'acqua

INDICAZIONI:

1. Posizionare la friggitrice ad aria su una superficie piana della cucina; collegarla e accenderla. Impostare la temperatura a 200°C e lasciarla preriscaldare per 4-5 minuti.
2. Estrarre il cestello per friggere ad aria e rivestirlo delicatamente con olio da cucina o spray.
3. Aggiungere il tofu al cestino.
4. In una ciotola di media grandezza, sbattere bene la farina di mais nell'acqua.
5. In una ciotola di grandi dimensioni, mescolare bene la miscela di farina di mais, le uova, la salsa di pesce, entrambi gli oli e il pepe.
6. Aggiungere la miscela di uova sul tofu.

7. Spingere il cestello per friggere ad aria nella friggitrice ad aria. Lasciar cuocere la miscela aggiunta per i prossimi 10 minuti.
8. Estrarre il cestello e servire caldo!

NUTRIZIONE: Calorie 244 - Grassi 16 g - Carboidrati 6 g - Fibre 0 g - Proteine - 22 g

RICETTE DEL BRUNCH

7. Cavolfiori e broccoli arrostiti

Tempo di preparazione: 13 minuti

Tempo di cottura: 12 minuti

Porzioni: 6

INGREDIENTI:

- 2 cucchiai di olio d'oliva
- ¼ cucchiaino di paprica
- ½ cucchiaino di aglio in polvere
- Sale e pepe a piacere
- 3 tazze di cimette di cavolfiore
- 3 tazze di fiori di broccoli al vapore

INDICAZIONI:

1. Preriscaldare la friggitrice ad aria a 200°C.
2. Mescolare l'olio, la paprica, l'aglio in polvere, il sale e il pepe in una ciotola.
3. Inserire le verdure nella miscela.
4. Cuocere per 10-12 minuti, agitando una o due volte.

NUTRIZIONE: Calorie: 68 Grassi totali: 4,7 g Grassi saturi: 0,6 g Colesterolo: 0 mg Sodio: 103 mg Potassio: 297 mg Carboidrati: 5,8 g Fibre: 2,5 g Proteine: 2,3 g Zucchero: 2 g

8. Pane aglio e formaggio

Tempo di preparazione: 5 minuti

Tempo di cottura: 10 minuti

Porzioni: 2

INGREDIENTI:

- 1 uovo sbattuto
- ¼ tazza di parmigiano grattugiato
- 1 tazza di mozzarella sminuzzata
- ½ cucchiaino di aglio in polvere

INDICAZIONI:

1. Coprire il cestello della friggitrice ad aria con carta da forno.
2. Mescolare tutti gli ingredienti in una ciotola.
3. Dare una forma rotonda alla miscela.
4. Aggiungere al cestello della friggitrice ad aria.
5. Cuocere per 10 minuti.

NUTRIZIONE: Calorie: 225 Grassi totali: 14,3 g Grassi saturi: 8,0 g Colesterolo: 138 mg Sodio: 538 mg Potassio: 101 mg Carboidrati totali: 2,7 g Fibre alimentari: 0,1 g Proteine: 20,8 g Zuccheri: 1 g

9. Pollo fritto al latticello

Tempo di preparazione: 15 minuti

Tempo di cottura: 20 minuti

Porzioni: 4

INGREDIENTI:

- ½ cucchiaino di salsa piccante
- 1 tazza di latticello
- ½ cucchiaino di sale all'aglio
- ¼ tazza di farina di tapioca
- Sale e pepe a piacere
- 1 uovo sbattuto
- ½ tazza di farina per tutti gli usi
- 1½ cucchiaini di zucchero di canna
- ½ cucchiaino di cipolla in polvere
- 1 cucchiaino di aglio in polvere
- ½ cucchiaino di paprica
- ¼ cucchiaino di origano
- 450g di cosce di pollo

INDICAZIONI:

1. Mescolare la salsa piccante e il latte in un piatto.
2. Unire il sale all'aglio, la farina di tapioca, il sale e il pepe in un altro piatto.
3. Trasferire l'uovo in una ciotola.
4. Frullare il resto degli ingredienti tranne il pollo.
5. Immergere ogni pollo nella miscela di latte, miscela di tapioca, uova e farina condita. Cuocere nella friggitrice ad aria a 200°C per 10 minuti.

6. Girare e cuocere per altri 10 minuti.

NUTRIZIONE: Calorie: 335 Grassi totali: 13,6 g Grassi saturi: 4 g Colesterolo: 114 mg Sodio: 1550 mg Potassio: 320 mg Carboidrati: 27,4 g Fibre: 0,7 g Zucchero: 5 g Proteine: 24,3 g

10. Sana colazione

Preparazione: 6 minuti

Cottura: 25 minuti

Porzioni: 2 porzioni

INGREDIENTI

- 1 fetta di pane integrale tagliato a pezzi
- 4 uova
- 1½ tazza di spinaci baby
- ¼ di tazza + 2 cucchiai formaggio parmigiano grattugiato diviso
- ½ tazza di peperone a dadini
- 2 cucchiai di latte magro 1%
- 1 cucchiaino salsa piccante
- ½ cucchiaino sale kosher

INDICAZIONI:

1. Preriscaldare la friggitrice ad aria a 120°C. Spruzzare un piatto da soufflé da 6 pollici con uno spray antiaderente e mettere da parte.
2. In una ciotola media, aggiungere le uova sbattute, la salsa piccante, il latte e il sale.
3. Incorporare delicatamente gli spinaci, ¼ di tazza di formaggio parmigiano, pezzi di pane e peperoni.
4. Versare il composto di uova nella pirofila preparata e posizionare la pirofila nel cestello della friggitrice ad aria.
5. Posizionare il sottopentola sulla pentola interna del fornello, posizionare il cestello sopra.

6. Cuocere a 120°C per 20 minuti. Cospargere la parte superiore con il formaggio rimasto e cuocere per altri 5 minuti, o fino a quando le uova non si saranno solidificate e i bordi saranno dorati.

7. Rimuovere dal cestello della friggitrice ad aria e mettere da parte per circa 10 minuti prima di servire.

NUTRIZIONE: Calorie - 173 Carboidrati - 14 g Grassi - 9 g Fibre - 3 g Proteine - 9 g Sodio - 524 mg Zucchero - 2 g

11. Colazione perfetta con pancetta e croissant

Preparazione: 5 minuti

Cottura: 10 minuti

Porzioni: 2

INGREDIENTI

- 4 pezzi di pancetta tagliata spessa
- 2 croissant affettati
- 2 uova
- 1 cucchiaio burro
- Per la salsa barbecue al bacon:
- ½ tazza di ketchup
- 2 cucchiai aceto di mele
- 1 cucchiaio zucchero di canna
- 1 cucchiaio melassa
- ½ cucchiaio salsa Worcestershire
- ¼ di cucchiaino cipolla in polvere
- ¼ di cucchiaino senape in polvere
- ¼ di cucchiaino fumo liquido

INDICAZIONI:

1. Preriscaldare la friggitrice ad aria a 200°C.
2. Nel frattempo, incorporare tutti gli ingredienti della salsa barbecue in un pentolino. Mettere la padella a fuoco medio e portarla a ebollizione finché la salsa non si addensa leggermente.
3. Disporre i tagli di pancetta su un vassoio e spennellarli con salsa barbecue su un lato.

4. Trasferire nel cestello della friggitrice ad aria con il lato spazzolato rivolto verso l'alto. Cuocere per circa 4-5 minuti poi girare la pancetta. Spennellare l'altro lato con salsa di pancetta e cuocere per altri 5 minuti (o fino a ottenere la cottura desiderata).

5. In una padella di medie dimensioni, sciogliere il burro e friggere le uova secondo le proprie preferenze.

6. Una volta fatto, posizionare le uova sul fondo di ogni croissant. Coprirli con due fette di pancetta ciascuna e chiudere con il croissant sopra.

7. Servire con la propria bevanda preferita per la colazione.

NUTRIZIONE: Calorie - 643 Carboidrati - 57 g Grasso - 39 g Fibre - 1 g Proteine - 16 g Sodio - 1262 mg Zucchero - 33 g

12. Impacchi croccanti per il brunch Ranchero

Preparazione: 5 minuti

Cottura: 15 minuti

Porzioni: 2 impacchi croccanti

INGREDIENTI

- 2 porzioni di tofu strapazzato (o uovo vegano)
- 2 grandi tortillas di farina
- 2 piccole tortillas di mais
- ⅓ tazza di fagioli borlotti cotti
- ½ tazza di salsa Ranchero classica
- ½ avocado sbucciato e affettato
- 2 jalapeños freschi, privati del gambo e affettati

INDICAZIONI:

1. Montare le tortillas grandi su un piano di lavoro. Disporre gli involtini croccanti impilando i seguenti ingredienti in ordine: tofu o uova strapazzate, jalapeños, salsa Ranchero, tortillas di mais, avocado e fagioli borlotti. Puoi aggiungere altra salsa Ranchero se si desidera.

2. Piegare la tortilla di farina grande intorno ai ripieni fino a completa sigillatura.

3. Posizionare un impacco croccante nel cestello della friggitrice ad aria e posizionare il cestello sopra il sottopentola.

4. Friggere ad aria ogni impacco croccante a 180 °C per 6 minuti. Togliere dal cestello e trasferire su un piatto.

5. Ripetere i passaggi 3 e 4 per l'altro impacco croccante.

NUTRIZIONE: Calorie - 290 Carboidrati - 26 g Grasso - 14 g Fibre - 11 g Proteine - 15 g Sodio - 340 mg Zucchero - 3 g

RICETTE PER IL PRANZO

13. Capesante e aneto

Tempo di preparazione: 10 minuti

Tempo di cottura: 5 minuti

Porzioni: 4

INGREDIENTI:

- Capesante di mare da 450g, private della barba
- 1 cucchiaio di succo di limone
- 1 cucchiaino di aneto tritato
- 2 cucchiaini di olio d'oliva
- Sale e pepe nero qb

INDICAZIONI:

1. Nella friggitrice ad aria, mescolare le capesante con aneto, olio, sale, pepe e succo di limone, coprire e cuocere a 200°C per 5 minuti.
2. Gettare quelle non aperte, dividere le capesante e la salsa all'aneto nei piatti e servire per il pranzo.

NUTRIZIONE: Calorie 152, Grassi 4, Fibre 7, Carboidrati 19, Proteine 4

14. Pollo al burro speziato

Tempo di preparazione: 10 minuti

Tempo di cottura: 18 minuti

Porzioni: 4

INGREDIENTI:

- 680g di cosce di pollo
- 2 tazze di latticello
- Sale e pepe nero qb
- Un pizzico di pepe di Caienna
- 2 tazze di farina bianca
- 1 cucchiaio di lievito in polvere
- 1 cucchiaio di paprica dolce
- 1 cucchiaio di aglio in polvere

INDICAZIONI:

1. In una ciotola mescolare le cosce di pollo con il latticello, sale, pepe e pepe di Caienna, lasciare da parte per 6 ore.
2. In una ciotola separata mescolare la farina con la paprica, il lievito e l'aglio in polvere.
3. Scolare le cosce di pollo, passarle nella miscela di farina, disporle nella friggitrice ad aria e cuocere a 200°C per 8 minuti.
4. Girare i pezzi di pollo, cuocerli per altri 10 minuti, disporre su un piatto da portata e servire per il pranzo.

NUTRIZIONE: Calorie 200 Grassi 3 Fibre 9 Carboidrati 14 Proteine 4

15. Maccheroni e formaggio

Tempo di preparazione: 10 minuti

Tempo di cottura: 30 minuti

Porzioni: 3

INGREDIENTI:

- 1 tazza e ½ di spray da cucina preferito per i maccheroni
- ½ tazza di panna 1 tazza di brodo di pollo
- ¾ tazza di formaggio parmigiano sminuzzato
- ½ tazza di mozzarella sminuzzata
- ¼ di tazza di parmigiano sminuzzato

INDICAZIONI:

1. Spruzzare una padella con spray da cucina, aggiungere maccheroni, panna, brodo, formaggio parmigiano, mozzarella e parmigiano insieme a sale e pepe; mescolare bene, mettere la padella nel cestello della friggitrice ad aria e cuocere per 30 minuti.
2. Dividere tra i piatti e servire per il pranzo.

NUTRIZIONE: Calorie 341 Grassi 7 Fibre 8 Carboidrati 18 Proteine 4

16. Torta di pollo al burro

Tempo di preparazione: 10 minuti

Tempo di cottura: 16 minuti

Porzioni: 4

INGREDIENTI:

- 2 cosce di pollo disossate, senza pelle e tagliate a cubetti
- 1 carota tritata
- 1 cipolla gialla tritata
- 2 patate tritate
- 2 funghi tritati
- 1 cucchiaino di salsa di soia
- Sale e pepe nero qb
- 1 cucchiaino di condimento italiano
- ½ cucchiaino di aglio in polvere
- 1 cucchiaino di salsa Worcestershire
- 1 cucchiaio di farina
- 1 cucchiaio di latte
- 2 sfoglie di pasta sfoglia
- 1 cucchiaio di burro sciolto

INDICAZIONI:

1. Riscaldare una padella a fuoco medio-alto, aggiungere le patate, le carote e la cipolla, mescolare e cuocere per 2 minuti.
2. Aggiungere il pollo e i funghi, il sale, la salsa di soia, il pepe, il condimento italiano, l'aglio in polvere, la salsa Worcestershire, la farina e il latte, mescolare bene e togliere dal fuoco.

3. Posizionare 1 foglio di pasta sfoglia sul fondo della padella della friggitrice ad aria e tagliare il bordo in eccesso.

4. Aggiungere il mix di pollo, guarnire con l'altra sfoglia, tagliare ancora l'eccesso e spennellare la torta con il burro.

5. Mettere nella friggitrice ad aria e cuocere a 200°C per 6 minuti.

6. Lasciar raffreddare la torta, affettare e servire per colazione.

NUTRIZIONE: Calorie 300 Grassi 5 Fibre 7 Carboidrati 14 Proteine 7

RICETTE PER LA CENA

17. Pizza all'ananas

Tempo di preparazione: 0 minuti

Tempo di cottura: 10 minuti

Porzioni: 3

INGREDIENTI:

- 1 grande tortilla integrale
- ¼ di tazza di salsa per pizza al pomodoro
- ¼ di tazza di bocconcini di ananas
- ¼ di tazza di mozzarella grattugiata
- ¼ tazza di fetta di prosciutto

INDICAZIONI:

1. Preriscaldare la friggitrice ad aria a 150°C. Posizionare la tortilla su una teglia da forno, quindi distribuire la salsa per pizza sulla tortilla. Disporre la fetta di prosciutto, il formaggio e l'ananas sulla tortilla. Mettere la pizza nel cestello della friggitrice ad aria e cuocere per 10 minuti. Servire caldo.

NUTRIZIONE: Calorie: 80 Grassi totali: 2 g Carboidrati: 12 g Proteine: 4 g

18. Pizza con friggitrice ad aria

Tempo di preparazione: 0 minuti

Tempo di cottura: 7 minuti

Porzioni: 6

INGREDIENTI:

- 1 grande tortilla integrale
- 1 cucchiaio di olive nere
- Sale e pepe a piacere
- 4 cucchiai di salsa di pomodoro
- 8 fette di peperoni
- 3 cucchiai di mais dolce
- 1 pomodoro medio tritato
- ½ tazza di mozzarella grattugiata

INDICAZIONI:

1. Preriscaldare la friggitrice ad aria a 150°C. Distribuire la salsa di pomodoro sulla tortilla. Aggiungere le fette di peperone, le olive, il mais, il pomodoro e il formaggio sopra la tortilla. Condire con sale e pepe. Mettere la pizza nel cestello della friggitrice e cuocere per 7 minuti. Servire e gustare!

NUTRIZIONE: Calorie: 110 Grassi totali: 5 g Carboidrati: 10 g Proteine: 4 g

19. Polpette di maiale alle mele

Tempo di preparazione: 0 minuti

Tempo di cottura: 15 minuti

Porzioni: 8

INGREDIENTI:

- 2 tazze di maiale tritato
- 6 foglie di basilico tritate
- 2 cucchiai di formaggio parmigiano grattugiato
- 4 spicchi d'aglio tritati
- ½ tazza di mele sbucciate, private del torsolo e tritate
- 1 cipolla bianca grande tagliata a dadini
- Sale e pepe a piacere
- 2 cucchiaini di senape di Digione
- 1 cucchiaino di stevia liquida

INDICAZIONI:

1. Aggiungere la carne di maiale tritata in una ciotola, insieme alla cipolla e alla mela a dadini e mescolare bene. Aggiungere la stevia, la senape, l'aglio, il formaggio, il basilico, il sale e il pepe e unire bene. Preparare delle palline rotonde con il composto e metterle nel cestello della friggitrice. Cuocere a 200°C per 15 minuti. Servire e gustare!

NUTRIZIONE: Calorie: 110 Grassi totali: 5 g Carboidrati: 10 g Proteine: 4 g

20. Pollo agli agrumi e al rosmarino

Tempo di preparazione: 0 minuti

Tempo di cottura: 15 minuti

Porzioni: 2

INGREDIENTI:

- 450g di cosce di pollo
- ½ cucchiaino di rosmarino fresco tritato
- ⅛ cucchiaino di timo essiccato
- ½ tazza di succo di mandarino
- 2 cucchiai di vino bianco
- 1 cucchiaino di aglio tritato
- Sale e pepe a piacere
- 2 cucchiai di succo di limone

INDICAZIONI:

1. Mettere le cosce di pollo in una terrina. In un'altra ciotola, mescolare il succo di mandarino, l'aglio, il vino bianco, il succo di limone, il rosmarino, il pepe, il sale e il timo. Versare il composto sulle cosce di pollo e metterle in frigo per 20 minuti. Preriscaldare la friggitrice ad aria a 200°C e mettere il pollo marinato nel cestello della friggitrice, cuocere per 15 minuti. Servire caldo, buon appetito!

NUTRIZIONE: Calorie: 473 Grassi totali: 17 g Carboidrati: 7 g Proteine: 66 g

21. Pollo ai cornflakes

Tempo di preparazione: 0 minuti

Tempo di cottura: 15 minuti

Porzioni: 6

INGREDIENTI:

- 450g di petto di pollo senza pelle
- Disossato tagliato a pezzetti
- ¼ di cucchiaino di aglio in polvere
- Sale e pepe a piacere
- ¼ di cucchiaino di paprica
- ¼ tazza di latticello
- 1 cucchiaio di olio d'oliva
- ½ tazza di farina senza glutine
- 2 tazze di cornflakes
- 2 cucchiai di parmigiano grattugiato

INDICAZIONI:

1. Preriscaldare la friggitrice ad aria a 200°C. In una ciotola mescolare l'aglio, il pollo, il pepe e il sale. Aggiungere i cornflakes, il parmigiano, il pepe, la paprica e il sale nel robot da cucina e frullare fino a formare un sbriciolato. In un piatto fondo aggiungere la farina. In un'altra ciotola aggiungere la miscela di cornflakes sbriciolata. Aggiungere i pezzi di pollo alla farina e ricoprire bene. Versare il latticello sui pezzi di pollo ricoperti e mescolare bene. Ricoprire i pezzi di pollo con la miscela di cornflakes. Aggiungere i pezzi di pollo ricoperti su una teglia e metterli nel cestello

della friggitrice ad aria. Condire con olio d'oliva il pollo. Cuocere in friggitrice ad aria preriscaldata per 15 minuti. Servire caldo!

NUTRIZIONE: Calorie: 235 Grassi totali: 8 g Carboidrati: 14 g Proteine: 23 g

22. Maccheroni al formaggio tostato

Tempo di preparazione: 0 minuti

Tempo di cottura: 5 minuti

Porzioni: 2

INGREDIENTI:

- 1 uovo sbattuto
- 4 cucchiai di formaggio parmigiano grattugiato
- Sale e pepe a piacere
- ½ tazza di maccheroni e formaggio
- 4 fette di pane

INDICAZIONI:

1. Distribuire il formaggio e i maccheroni sulle due fette di pane. Mettere le altre fette di pane sopra il formaggio e tagliarle in diagonale. In una ciotola sbattere l'uovo e condire con sale e pepe. Spennellare il composto di uova sul pane. Mettere il pane nella friggitrice ad aria e cuocere a 150°C per 5 minuti.

NUTRIZIONE: Calorie: 250 Grassi totali: 16 g Carboidrati: 9 g Proteine: 14 g

RICETTE VEGETARIANE

23. Pannocchie

Tempo di preparazione: 10 minuti

Tempo di cottura: 10 minuti

Porzioni: 2

INGREDIENTI:

- 2 pannocchie fresche
- 2 cucchiaini di burro
- 1 cucchiaino di sale
- 1 cucchiaino di paprica
- ¼ cucchiaino di olio d'oliva

INDICAZIONI:

1. Preriscaldare la friggitrice ad aria a 200°C.
2. Strofinare le pannocchie di mais con il sale e la paprica.
3. Quindi cospargere le pannocchie di mais con l'olio d'oliva.
4. Posizionare le pannocchie di mais nel cestello della friggitrice ad aria.
5. Cuocere le pannocchie di mais per 10 minuti.
6. Quando il tempo è scaduto, trasferire le pannocchie nei piatti da portata e strofinare delicatamente con il burro.
7. Servire subito il pasto.
8. Buon divertimento!

NUTRIZIONE: Calorie 122 Grassi 5,5 Fibre 2,4 Carboidrati 17,6 Proteine 3,2

24. Fagiolini alla cipolla

Tempo di preparazione: 10 minuti

Tempo di cottura: 12 minuti

Porzioni: 2

INGREDIENTI:

- 300g di fagiolini
- 1 cucchiaio di cipolla in polvere
- 1 cucchiaio di olio d'oliva
- ½ cucchiaino di sale
- ¼ di cucchiaino di peperoncino in scaglie

INDICAZIONI:

1. Lavare accuratamente i fagiolini e metterli nella ciotola.
2. Cospargere i fagiolini con la cipolla in polvere, il sale, i fiocchi di peperoncino e l'olio d'oliva.
3. Agitare delicatamente i fagiolini.
4. Preriscaldare la friggitrice ad aria a 200°C.
5. Mettere i fagiolini nella friggitrice ad aria e cuocere per 8 minuti.
6. Dopodiché, agitare i fagiolini e cuocere per altri 4 minuti a 200°C.
7. Quando il tempo è scaduto, agitare i fagiolini.
8. Servire il contorno e buon appetito!

NUTRIZIONE: Calorie 1205 Grassi 7,2 Fibre 5,5 Carboidrati 13,9 Proteine 3,2

25. Purè di patate all'aneto

Tempo di preparazione: 10 minuti

Tempo di cottura: 15 minuti

Porzioni: 2

INGREDIENTI:

- 2 patate
- 2 cucchiai di aneto fresco tritato
- 1 cucchiaino di burro
- ½ cucchiaino di sale
- ¼ di tazza metà e metà

INDICAZIONI:

1. Preriscaldare la friggitrice ad aria a 200°C.
2. Sciacquare bene le patate e metterle nella friggitrice ad aria.
3. Cuocere le patate per 15 minuti.
4. Successivamente, rimuovere le patate dalla friggitrice ad aria.
5. Pelare le patate.
6. Schiacciare bene le patate con l'aiuto della forchetta.
7. Quindi aggiungere l'aneto fresco tritato e il sale.
8. Mescolare delicatamente e aggiungere il burro pian piano.
9. Prendere il frullatore a immersione e frullare bene il composto.
10. Quando la purea di patate è cotta, servirla immediatamente. Gustare!

NUTRIZIONE: Calorie 211 Grassi 5.7 Fibre 5.5 Carboidrati 36.5 Proteine 5.1

26. Patate dolci glassate al tamarindo

Tempo di preparazione: 5 minuti

Tempo di cottura: 22 minuti

Porzioni: 4

INGREDIENTI:

- 5 patate dolci granate sbucciate e tagliate a cubetti
- ⅓ di cucchiaino di pepe bianco
- Poche gocce di stevia liquida
- 1 cucchiaio di burro sciolto
- 2 cucchiaini di pasta di tamarindo
- ½ cucchiaino di curcuma in polvere
- 1 cucchiaio e ½ di succo di lime
- Un pizzico di pimento macinato

INDICAZIONI:

1. Preriscaldare la friggitrice ad aria a 200°C.
2. Prendere una ciotola e aggiungere tutti gli ingredienti.
3. Mescolare fino a quando le patate dolci sono ben ricoperte.
4. Cuocere per 12 minuti.
5. Mettere in pausa la friggitrice ad aria e mescolare di nuovo.
6. Cuocere per altri 10 minuti.
7. Servire caldo e buon appetito!

NUTRIZIONE: Calorie: 103 Grassi: 9,1 g Carboidrati: 4,9 g Proteine: 1,9 g

27. Lenticchie al limone e cipolla fritta

Tempo di preparazione: 10 minuti

Tempo di cottura: 30 minuti

Porzioni: 4

INGREDIENTI:

- 4 tazze d'acqua
- Olio da cucina spray secondo necessità
- 1 cipolla media, sbucciata e tagliata ad anelli spessi ¼ di pollice
- Sale se necessario
- ½ tazza di cavolo riccio rimosso
- 3 spicchi d'aglio grandi pressati
- 2 cucchiai di succo di limone fresco
- 2 cucchiaini di lievito alimentare
- 1 cucchiaino di sale
- 1 cucchiaino di scorza di limone
- ¾ cucchiaino di pepe fresco

INDICAZIONI:

1. Preriscaldare la friggitrice ad aria a 200°C.
2. Prendere una pentola di grandi dimensioni e portare le lenticchie a bollire a fuoco medio-alto.
3. Abbassare la fiamma al minimo e cuocere a fuoco lento per 30 minuti, assicurandosi di mescolare ogni 5 minuti.
4. Una volta cotte, prendere il cestello della friggitrice ad aria e spruzzare con olio da cucina, aggiungere anelli di cipolla e cospargere di sale.

5. Friggere per 10 minuti, scuotendo il cestello a metà cottura.

6. Rimuovere il cestello e spruzzare con olio, cuocere per altri 5 minuti fino a quando diventa croccante e dorato.

7. Aggiungere il cavolo nero alle lenticchie e mescolare, aggiungere le verdure a fette.

8. Mescolare bene l'aglio, il succo di limone, il lievito, il sale, il pepe.

9. Completare con anelli di cipolla croccanti e servire.

10. Buon divertimento!

NUTRIZIONE: Calorie: 220 Grassi: 1 g Carboidrati: 39 g Proteine: 15 g

28. Il piatto quotidiano di fagioli

Tempo di preparazione: 5 minuti

Tempo di cottura: 8 minuti

Porzioni: 4

INGREDIENTI:

- 1 lattina (425g) di fagioli borlotti scolati
- ¼ tazza di salsa di pomodoro
- 2 cucchiai di lievito alimentare
- 2 spicchi d'aglio grandi tritati
- ½ cucchiaino di origano essiccato
- ½ cucchiaino di cumino
- ¼ cucchiaino di sale
- ⅛ cucchiaino di pepe nero macinato
- Olio da cucina spray secondo necessità

INDICAZIONI:

1. Preriscaldare la friggitrice ad aria a 200°C.
2. Prendere una ciotola media e aggiungi i fagioli, la salsa di pomodoro, il lievito, l'aglio, l'origano, il cumino, il sale, il pepe e mescolare bene.
3. Prendere la teglia e aggiungere l'olio, versare il composto di fagioli.
4. Trasferire in una friggitrice ad aria e cuocere per 4 minuti fino a completa cottura, con una crosta leggermente dorata in cima.
5. Servire e gustare!

NUTRIZIONE: Calorie: 284 Grassi: 4 g Carboidrati: 47 g
Proteine: 20 g

29. Tortilla fagioli e guacamole

Tempo di preparazione: 2 minuti

Tempo di cottura: 8 minuti

Porzioni: 4

INGREDIENTI:

- 1 tortilla integrale
- ½ tazza di fagioli fritti vegani
- ¼ di tazza di formaggio vegano grattugiato
- Olio da cucina spray secondo necessità
- ½ tazza di salsa fresca
- 2 tazze di lattuga romana tritata
- Guacamole
- Coriandolo tritato

INDICAZIONI:

1. Preriscaldare la friggitrice ad aria a 200°C.
2. Disporre la tortilla su una superficie piana e posizionare i fagioli al centro, sopra con il formaggio e avvolgere dal basso verso l'alto sul ripieno, piegare l'interno.
3. Arrotolare il tutto e racchiudere i fagioli all'interno.
4. Spruzzare olio nel cestello di cottura della friggitrice ad aria e posizionare la pellicola nel cestello, friggere per 5 minuti, spruzzare sopra e cuocere per altri 2-3 minuti.
5. Trasferire su un piatto e servire con salsa, lattuga e guacamole.
6. Buon divertimento!

NUTRIZIONE: Calorie: 317 Grassi: 6 g Carboidrati: 55 g
Proteine: 13 g

30. Il grande taquito

Tempo di preparazione: 5 minuti

Tempo di cottura: 7 minuti

Porzioni: 4

INGREDIENTI

- 8 tortillas di mais
- Olio da cucina spray secondo necessità
- 1 (425g) può fagioli fritti vegani
- 1 tazza di formaggio vegano grattugiato
- Guacamole
- Formaggio di anacardi
- Panna acida vegana
- Salsa fresca

INDICAZIONI:

1. Preriscaldare la friggitrice ad aria a 200°C.
2. Riscaldare la tortilla e farla scorrere sott'acqua per un secondo, trasferire nel cestello di cottura della friggitrice e cuocere per 1 minuto.
3. Togliere sulla superficie piana e posizionare la stessa quantità di fagioli al centro di ogni tortilla, guarnire con formaggio vegano.
4. Arrotolare i lati della tortilla sul ripieno, posizionare la cucitura verso il basso nella friggitrice ad aria.
5. Spruzzare l'olio sopra e cuocere per 7 minuti fino a doratura.
6. Servire e gustare!

NUTRIZIONE: Calorie: 420 Grassi: 5 g Carboidrati: 80 g
Proteine: 15 g

31. Pomodoro e basilico

Tempo di preparazione: 10 minuti

Tempo di cottura: 10 minuti

Porzioni: 2

INGREDIENTI:

- 3 pomodori tagliati a metà
- Spray da cucina all'olio d'oliva
- Sale e pepe nero macinato qb
- 1 cucchiaio di basilico fresco tritato

INDICAZIONI:

1. Condire uniformemente i lati tagliati delle metà del pomodoro con uno spray da cucina.
2. Cospargere di sale, pepe nero e basilico.
3. Premere il "pulsante di accensione" del forno per frittura ad aria e ruotare la manopola per selezionare la modalità "frittura ad aria".
4. Premere il pulsante del tempo e ruotare nuovamente la manopola per impostare il tempo di cottura a 10 minuti.
5. Ora premere il pulsante TEMP e ruotare la manopola per impostare la temperatura a 150°C.
6. Premere il pulsante "START / STOP" per iniziare.
7. Quando l'unità emette un segnale acustico per indicare che è preriscaldata, aprire il coperchio.
8. Disporre i pomodori nel "cestello per frittura ad aria" e inserirli nel forno.
9. Servire caldo.

NUTRIZIONE: Calorie 34 Grassi totali 0,4 g Grassi saturi 0,1 g
Colesterolo 0 mg Sodio 87 mg Carboidrati totali 7,2 g Fibre 2,2
g Zucchero 4,9 g Proteine 1,7 g

32. Pomodori al pesto

Tempo di preparazione: 15 minuti

Tempo di cottura: 14 minuti

Porzioni: 4

INGREDIENTI:

- 3 grandi pomodori cimelio tagliati a fette spesse ½ pollice.
- 1 tazza di pesto
- 230g formaggio feta tagliato a fette spesse ½ pollice.
- ½ tazza di cipolle rosse affettate sottilmente
- 1 cucchiaio di olio d'oliva

INDICAZIONI:

1. Distribuire un po' di pesto su ogni fetta di pomodoro.
2. Ricoprire ogni fetta di pomodoro con una fetta di feta e una cipolla e condire con olio.
3. Premere il "pulsante di accensione" del forno per frittura ad aria e ruotare la manopola per selezionare la modalità "frittura ad aria".
4. Premere il pulsante del tempo e ruotare nuovamente la manopola per impostare il tempo di cottura su 14 minuti.
5. Ora premere il pulsante TEMP e ruotare la manopola per impostare la temperatura a 200°C.
6. Premere il pulsante " START / STOP" per iniziare.
7. Quando l'unità emette un segnale acustico per indicare che è preriscaldata, aprire il coperchio.

8. Disporre i pomodori nel "cestello per frittura ad aria" e infornare.
9. Servire caldo.

NUTRIZIONE: Calorie 480 Grassi totali 41,9 g Grassi saturi 14 g Colesterolo 65 mg Sodio 1000 mg Carboidrati totali 13 g Fibre 3 g Zucchero 10,5 g Proteine 15,4 g

33. Petti di pollo con salsa al frutto della passione

Tempo di preparazione: 0 minuti

Tempo di cottura: 20 minuti

Porzioni: 4

INGREDIENTI:

- 4 frutti della passione dimezzati, privato dei semi e riservato alla polpa
- 60g sciroppo d'acero
- 1 cucchiaio di Whisky
- Petti di pollo 4
- 2 stelle di anice
- 1 mazzo erba cipollina tritata
- Sale e pepe nero qb

INDICAZIONI:

1. Iniziare riscaldando una padella a fuoco medio e incorporare Whisky, anice stellato, sciroppo d'acero ed erba cipollina; mescolare bene, stufare per 5-6 minuti e togliere il fuoco.

2. Condire il pollo con sale e pepe; mettere in una friggitrice ad aria preriscaldata e cuocere a 200°C per 10 minuti capovolgendo durante la cottura.

3. Condividere il pollo nei piatti, scaldare un po' la salsa, spargerla sul pollo e servire.

NUTRIZIONE: Calorie: 374 Grasso: 8 Fibre: 22 Carboidrati: 34 Proteine: 37

34. Tacchino con funghi e piselli in casseruola

Tempo di preparazione: 0 minuti

Tempo di cottura: 30 minuti

Porzioni: 4

INGREDIENTI:

- Cipolla gialla tritata 1
- Sale e pepe nero qb
- gambo di sedano tritato -1
- Petti di tacchino senza pelle e disossati - 900g
- Piselli ½ tazza
- Vellutata di funghi - 1 tazza
- Brodo di pollo - 1 tazza
- Cubetti di pane - 1 tazza

INDICAZIONI:

1. Mescolare il tacchino con sale, pepe, cipolla, sedano, piselli e brodo in un piatto adatto alla friggitrice.
2. Introdurre la miscela nella friggitrice ad aria e cuocere a 200°C per 15 minuti.
3. Includere forme solide di pane e crema di zuppa di funghi; mescolare, sbattere e cuocere a 200°C per altri 5 minuti.

4. Condividere la cena tra i piatti e servire calda.

NUTRIZIONE: Calorie: 271 Proteine: 7 Grassi: 9 Fibre: 9 Carboidrati: 16

35. Ricetta mista di pollo e verdure cremose

Tempo di preparazione: 0 minuti

Tempo di cottura: 40 minuti

Porzioni: 6

INGREDIENTI:

- Brodo di pollo - 820g
- Panna da montare - 2 tazze
- Pezzi di pollo disossato e senza pelle - 1,13kg
- Burro; sciolto-3 cucchiai.
- Cipolla gialla tritata - ½ tazza
- Peperoni rossi; tritato - ¾ tazza
- Foglia di alloro - 1
- Funghi tritati - 230g
- Asparago rifilato - 480g
- Timo tritato - 3 cucchiaini
- Sale e pepe nero qb

INDICAZIONI:

1. Iniziare riscaldando un recipiente con la diffusione a fuoco medio, incorporare cipolla e peperoni; mescolare adeguatamente e cuocere per 3 minuti.

2. Includere brodo, foglia d'insenatura, sale e pepe. Stufare per 10 minuti.

3. Aggiungere gli asparagi, i funghi, il pollo, la panna, il timo, il sale e il pepe a piacere e consolidare adeguatamente.

4. Introdurre il brodo nella friggitrice ad aria e cuocere a 200°C per 15 minuti.

5. Condividere la miscela di pollo e verdura tra i piatti e servire.

NUTRIZIONE: Calorie: 360 Fibre: 13 Carboidrati: 24 Grasso: 27 Proteine: 47

36. Ricetta del petto d'anatra al vino rosso e salsa all'arancia

Tempo di preparazione: 0 minuti

Tempo di cottura: 45 minuti

Porzioni: 4

INGREDIENTI:

- Brodo di pollo 2 tazze
- Succo d'arancia - 2 tazze
- Spezie per torta di zucca - 2 cucchiaini
- Olio d'oliva - 2 cucchiai
- Petto d'anatra con la pelle e dimezzato - 2
- Vino rosso - 4 tazze
- Burro - 2 cucchiai
- Miele - ½ tazza
- Aceto di Sherry - 2 cucchiai

INDICAZIONI:

1. Iniziare riscaldando una padella con l'arancia spremuta a fuoco medio, includendo il nettare; mescolare adeguatamente e cuocere per 10 minuti.

2. Includere vino, aceto, brodo, scorza di torta e margarina. Mescolare bene e cuocere per altri 10 minuti ed espellere dal calore.

3. Condire i petti d'anatra con sale e pepe, strofinare con olio d'oliva

4. Mettere il petto d'anatra nella friggitrice ad aria preriscaldata a 200°C e cuocere 7 minuti per lato.

5. Dividere i petti d'anatra sui piatti.

6. Condire con il vino e l'arancia spremuta e servire immediatamente.

NUTRIZIONE: Calorie: 300 Grasso: 8 Proteine: 11 Fibre: 12 Carboidrati: 24

RICETTE DI FRUTTI DI MARE

37. Funghi ripieni di aglio e granchio

Tempo di preparazione: 20 minuti

Tempo di cottura: 50 minuti

Porzioni: 5

INGREDIENTI:

- Funghi cremini da 450g, gambi e branchie rimossi
- 340g di polpa di granchio fresca
- ¾ tazza di crema di formaggio, ammorbidita
- ⅓ di tazza di formaggio parmigiano grattugiato
- ¼ tazza di panna acida
- 2 cucchiai di aglio tritato
- 1 cucchiaio di senape
- ½ cucchiaino di sale
- ¼ di cucchiaino di pepe nero macinato
- ½ tazza di parmigiano grattugiato

INDICAZIONI:

1. Preriscaldare la friggitrice ad aria a 200°C e rivestire il vassoio della friggitrice con carta stagnola o pergamena.
2. Posizionare i cappucci dei funghi sulla teglia e cuocere per 10 minuti nella friggitrice ad aria. Rimuovere dalla friggitrice ad aria e scolare l'acqua in eccesso dalla teglia.
3. In una grande ciotola, unire tutti gli ingredienti rimanenti (tranne il parmigiano). Mescolare bene per amalgamare il tutto.
4. Farcire i cappelli dei funghi con la miscela di granchi e poi cospargere con il parmigiano.
5. Rimettere la teglia nella friggitrice ad aria e cuocere per altri 10 minuti, o finché i cappelli dei funghi non saranno dorati.
6. Togliere dalla friggitrice ad aria e gustarlo mentre è caldo.

NUTRIZIONE: Calorie 346 Grassi totali 18 g Grassi saturi 6 g Carboidrati totali 10 g Carboidrati netti 6 g Proteine 24 g Zucchero 1 g Fibre 4 g Sodio 487 mg Potassio 211 g

38. Filetti di passera di pepe nero

Tempo di preparazione: 5 minuti

Tempo di cottura: 8 minuti

Porzioni: 4

INGREDIENTI:

- Filetti di passera da 450g
- ¾ cucchiaino di pepe nero
- ½ cucchiaino di sale
- ¼ di cucchiaino di aglio in polvere
- 2 cucchiai di burro ammorbidito

INDICAZIONI:

1. Preriscaldare la friggitrice ad aria a 250°C e rivestire il vassoio della friggitrice ad aria con un foglio.
2. Posizionare i filetti di passera di mare sulla teglia rivestita di alluminio.
3. In una piccola ciotola unire gli ingredienti rimanenti e mescolare bene per ottenere un burro omogeneo.
4. Distribuire il burro condito sui filetti di pesce.
5. Cuocere i filetti nel forno preriscaldato per 8 minuti finché non saranno ben dorati.
6. Servire caldo.

NUTRIZIONE: Calorie 209 Grassi totali 12 g Grassi saturi 7 g Carboidrati totali 2 g Carboidrati netti 1 g Proteine 32 g Zucchero 0 g Fibre 1 g Sodio 108 mg Potassio 63 g

39. Filetti di salmone al burro e parmigiano

Tempo di preparazione: 5 minuti

Tempo di cottura: 8 minuti

Porzioni: 4

INGREDIENTI:

- Filetti di salmone da 450g
- ½ tazza di parmigiano fresco grattugiato
- ¼ cucchiaino di pepe nero
- ½ cucchiaino di sale
- ¼ di cucchiaino di aglio in polvere
- 2 cucchiai di burro ammorbidito

INDICAZIONI:

1. Preriscaldare la friggitrice ad aria a 250°C e rivestire il vassoio della friggitrice ad aria con un foglio.
2. Posizionare i filetti di salmone di mare sulla teglia rivestita di alluminio.
3. In una piccola ciotola unire gli ingredienti rimanenti e mescolare bene per ottenere un burro omogeneo.
4. Distribuire il burro condito sui filetti di pesce.

5. Cuocere i filetti nel forno preriscaldato per 8 minuti finché non saranno ben dorati.
6. Servire caldo.

NUTRIZIONE: Calorie 287 Grassi totali 16 g Grassi saturi 9 g Carboidrati totali 2 g Carboidrati netti 1 g Proteine 40 g Zucchero 0 g Fibre 1 g Sodio 108 mg Potassio 63 g

40. Filetti di passera con burro alle erbe

Tempo di preparazione: 5 minuti

Tempo di cottura: 8 minuti

Porzioni: 4

INGREDIENTI:

- Filetti di passera da 450g
- ½ tazza di parmigiano fresco grattugiato
- ¼ cucchiaino di pepe nero
- ½ cucchiaino di sale
- ¼ di cucchiaino di aglio in polvere
- ½ cucchiaino di basilico essiccato
- ½ cucchiaino di timo essiccato
- 2 cucchiai di burro ammorbidito

INDICAZIONI:

1. Preriscaldare la friggitrice ad aria a 250°C e rivestire il vassoio della friggitrice ad aria con un foglio.
2. Posizionare i filetti di passera di mare sulla teglia rivestita di alluminio.
3. In una piccola ciotola unire gli ingredienti rimanenti e mescolare bene per ottenere un burro omogeneo.

4. Distribuire il burro condito sui filetti di pesce.

5. Cuocere i filetti nel forno preriscaldato per 8 minuti finché non saranno ben dorati.

6. Servire caldo.

NUTRIZIONE: Calorie 209 Grassi totali 12 g Grassi saturi 7 g Carboidrati totali 2 g Carboidrati netti 1 g Proteine 32 g Zucchero 0 g Fibre 1 g Sodio 108 mg Potassio 63 g

RICETTE DI CARNE

41. Polpettone di manzo

Tempo di preparazione: 5 minuti

Tempo di cottura: 25 minuti

Porzioni: 4

INGREDIENTI:

- 450g di carne di manzo, macinata
- 3 cucchiai di farina di mandorle
- Spray da cucina
- 1 uovo sbattuto
- Sale e pepe nero qb
- 1 cucchiaio di prezzemolo tritato
- 1 cucchiaio di origano tritato
- 1 cipolla gialla tritata

INDICAZIONI:

1. In una ciotola mescolare bene tutti gli ingredienti (tranne lo spray da cucina), e mettere in una padella da plumcake adatta alla friggitrice ad aria.

2. Mettere la padella nella friggitrice e cuocere a 200°C per 25 minuti.

3. Affettare e servire caldo.

NUTRIZIONE: Calorie 284 Grassi 14 Fibre 3 Carboidrati 6 Proteine 18

42. Carne di manzo aglio e peperoncino

Tempo di preparazione: 5 minuti

Tempo di cottura: 20 minuti

Porzioni: 4

INGREDIENTI:

- 450g di manzo macinato
- Un pizzico di sale e pepe nero
- Un filo d'olio d'oliva
- 2 cipollotti tritati
- 3 peperoncini rossi tritati
- 1 tazza di brodo di manzo
- 6 spicchi d'aglio tritati
- 1 peperone verde tritato
- 230g di pomodori in scatola tritati
- 2 cucchiai di peperoncino in polvere

INDICAZIONI:

1. Riscaldare una padella adatta alla friggitrice ad aria con l'olio a fuoco medio-alto, aggiungere la carne e rosolare per 3 minuti.
2. Aggiungere il resto degli ingredienti, mescolare, mettere la padella nella friggitrice e cuocere a 200°C per 16 minuti.

3. Dividere in ciotole e servire.

NUTRIZIONE: Calorie 276 Grassi 12 Fibre 3 Carboidrati 6 Proteine 17

43. Bistecche di manzo e funghi

Tempo di preparazione: 5 minuti

Tempo di cottura: 25 minuti

Porzioni: 4

INGREDIENTI:

- 4 bistecche di manzo
- 1 cucchiaio di olio d'oliva
- Un pizzico di sale e pepe nero
- 2 cucchiai di burro chiarificato sciolto
- 2 spicchi d'aglio tritati
- 5 tazze di funghi selvatici affettati
- 1 cucchiaio di prezzemolo tritato

INDICAZIONI:

1. Riscaldare una padella adatta alla friggitrice ad aria con l'olio a fuoco medio-alto, aggiungere le bistecche e rosolarle per 2 minuti su ogni lato.
2. Aggiungere il resto degli ingredienti, mescolare, trasferire la padella nella friggitrice ad aria e cuocere a 200°C per 20 minuti.
3. Dividere tra i piatti e servire.

NUTRIZIONE: Calorie 283 Grassi 14 Fibre 4 Carboidrati 6 Proteine 17

RICETTA PEL DESSERT

44. Pasticcini alla nutella e banana

Tempo di preparazione: 10 minuti

Tempo di cottura: 12 minuti

Porzioni: 4

INGREDIENTI:

- 1 sfoglia di pasta sfoglia tagliata in 4 quadrati uguali
- ½ tazza di nutella
- 2 banane a fette
- 2 cucchiai di zucchero a velo

INDICAZIONI:

1. Preriscaldare la friggitrice ad aria a 200°C e ungere un cestello della friggitrice ad aria.
2. Spalmare la nutella su ogni quadrato di pasta e guarnire con fette di banana e zucchero a velo.
3. Piegare ogni quadrato in un triangolo e premere leggermente i bordi con una forchetta.
4. Disporre i pasticcini nel cestello della friggitrice ad aria e cuocere per circa 12 minuti.
5. Impiattare e servire immediatamente.

NUTRIZIONE: Calorie: 158 Grassi: 6,1 g Carboidrati: 25,6 g Zucchero: 13,7 g Proteine: 1,8 g Sodio: 32 mg

45. Bocconcini di toast alla francese

Tempo di preparazione: 5 minuti

Tempo di cottura: 15 minuti

Porzioni: 8

INGREDIENTI:

- Latte di mandorla
- Cannella
- Dolcificante
- 3 uova
- 4 pezzi di pane integrale

INDICAZIONI:

1. Preriscaldare la friggitrice ad aria a 200°C.
2. Sbattere le uova e diluire con il latte di mandorle.
3. Mescolare ⅓ di tazza di dolcificante con molta cannella.
4. Strappare il pane a metà, arrotolare i pezzi e premere insieme per formare una palla.
5. Immergere le palline di pane nell'uovo e poi rotolarle nello zucchero alla cannella, assicurandosi di ricoprirle bene.
6. Mettere le palline di pane rivestite nella friggitrice ad aria e cuocere per 15 minuti.

NUTRIZIONE: Calorie: 289 Grassi: 11 g Proteine: 0 g
Zucchero: 4 g

46. Mela al forno

Tempo di preparazione: 10 minuti

Tempo di cottura: 20 minuti

Porzioni: 4

INGREDIENTI:

- ¼ cucchiaio acqua
- ¼ di cucchiaino noce moscata
- ¼ di cucchiaino cannella
- 1 ½ cucchiaino burro chiarificato fuso
- 2 cucchiai uva passa
- 2 cucchiai noci tritate
- 1 mela media

INDICAZIONI:

1. Preriscaldare la friggitrice ad aria a 200°C.
2. Affettare la mela a metà e scartare parte della polpa dal centro.
3. Mettere nella padella.
4. Mescolare gli ingredienti rimanenti insieme (tranne l'acqua). Inserire al centro delle mele.
5. Versare l'acqua sulle mele ripiene.
6. Mettere la padella con le metà delle mele nella friggitrice ad aria, infornare 20 minuti.

NUTRIZIONE: Calorie: 199 Grassi: 9 g Proteine: 1 g
Zucchero: 3 g

47. Ceci tostati con zucchero alla cannella

Tempo di preparazione: 10 minuti

Tempo di cottura: 10 minuti

Porzioni: 2

INGREDIENTI:

- 1 cucchiaio dolcificante
- 1 cucchiaio cannella
- 1 cucchiaio ceci

INDICAZIONI:

1. Preriscaldare la friggitrice ad aria a 200°C.
2. Sciacquare e scolare i ceci.
3. Mescolare tutti gli ingredienti insieme e aggiungerli alla friggitrice ad aria.
4. Cuocere 10 minuti.

NUTRIZIONE: Calorie: 111 Grassi: 19 g Proteine: 16 g Zuccheri: 5 g

48. <u>Banane fritte alla cannella</u>

Tempo di preparazione: 5 minuti

Tempo di cottura: 10 minuti

Porzioni: 2-3

INGREDIENTI:

- 1 cucchiaio pangrattato panko
- 3 cucchiai cannella
- ½ cucchiaio farina di mandorle
- 3 albumi d'uovo
- 8 banane mature
- 3 cucchiai olio di cocco vegano

INDICAZIONI:

1. Scaldare l'olio di cocco e aggiungere il pangrattato. Mescolare circa 2-3 minuti fino a doratura. Versare nella ciotola.
2. Sbucciare e tagliare a metà le banane. Arrotolare metà di ciascuna banana nella farina, nelle uova e nella miscela di briciole. Mettere nella friggitrice ad aria.
3. Cuocere 10 minuti a 130°C.
4. Un'ottima aggiunta a una sana banana split!

NUTRIZIONE: Calorie: 219 Grassi: 10 g Proteine: 3 g
Zucchero: 5 g

49. Brownies

Tempo di preparazione: 5 minuti

Tempo di cottura: 20 minuti

Porzioni: 4

INGREDIENTI:

- Gli ingredienti umidi:
- ¼ tazza di latte di mandorle
- ¼ tazza di ceci liquido
- ½ cucchiaino di estratto di vaniglia non zuccherato
- Gli ingredienti secchi:
- ½ tazza di farina integrale
- ½ tazza di zucchero di cocco
- ¼ tazza di cacao in polvere non zuccherato
- 1 cucchiaio di semi di lino macinati
- ¼ cucchiaino di sale
- Per i mix-in:
- 2 cucchiai di noci tritate
- 2 cucchiai di noci pecan
- 2 cucchiai di cocco grattugiato

INDICAZIONI:

1. Accendere la friggitrice ad aria, inserire il cestello della friggitrice, quindi chiuderlo con il

coperchio, impostare la temperatura di frittura di 200°C e lasciarlo preriscaldare per 5 minuti.

2. Nel frattempo, prendere una ciotola grande, aggiungere tutti gli ingredienti secchi e mescolare fino ad amalgamare.

3. Prendere un'altra ciotola, metterci dentro tutti gli ingredienti umidi, frullare fino ad amalgamarli, quindi mescolarli gradualmente nella miscela di ingredienti secchi fino a incorporarli. Mescolare poi le noci, le noci pecan e il cocco fino ad amalgamarli.

4. Prendere una teglia rotonda da 5 pollici, foderarla con carta forno, versarci la pastella preparata, lisciare la parte superiore con una spatola.

5. Aprire la friggitrice preriscaldata, inserire la padella preparata, chiudere il coperchio e cuocere per 20 minuti fino a quando non si solidificano e uno stuzzicadenti esce pulito dal centro della padella.

6. Al termine, la friggitrice ad aria emetterà un segnale acustico, quindi aprire il coperchio, rimuovere la padella dalla friggitrice e raffreddare per 15 minuti.

7. Quindi tagliare i brownies e servire.

NUTRIZIONE: Calorie: 262 Calorie Grassi: 9,9 g Carboidrati: 47,9 g Proteine: 3,2 g Fibre: 4,8 g

50. Mela e mirtilli

Tempo di preparazione: 5 minuti

Tempo di cottura: 15 minuti

Porzioni: 2

INGREDIENTI:

- ½ tazza di mirtilli congelati
- 1 mela media, sbucciata e tagliata a dadini
- 2 cucchiai di zucchero di cocco
- ¼ di tazza e 1 cucchiaio di farina di riso integrale
- ½ cucchiaino di cannella in polvere
- 2 cucchiai di burro di mandorle

INDICAZIONI:

1. Accendere la friggitrice ad aria, inserire il cestello della friggitrice, quindi chiuderlo con il coperchio, impostare la temperatura di frittura di 200°C e lasciarlo preriscaldare per 5 minuti.
2. Nel frattempo, prendere uno stampo grande, metterci dentro mele e frutti di bosco e mescolare finché non si amalgamano.
3. Prendere una piccola ciotola, aggiungere la farina e gli ingredienti rimanenti, mescolare

fino a quando non è amalgamato, quindi versare questo composto sulla frutta.

4. Aprire la friggitrice preriscaldata, inserire lo stampino preparato, chiudere il coperchio e cuocere per 15 minuti fino a cottura, quando la parte superiore diventa dorata.

5. Al termine, la friggitrice ad aria emetterà un segnale acustico, quindi aprire il coperchio e rimuovere lo stampino.

6. Servire subito.

NUTRIZIONE: Calorie: 310 Calorie Grassi: 12 g Carboidrati: 50 g Proteine: 2 g Fibre: 5 g